歯医者に聞きたい

わかりやすい矯正歯科治療

著：五十嵐　一吉

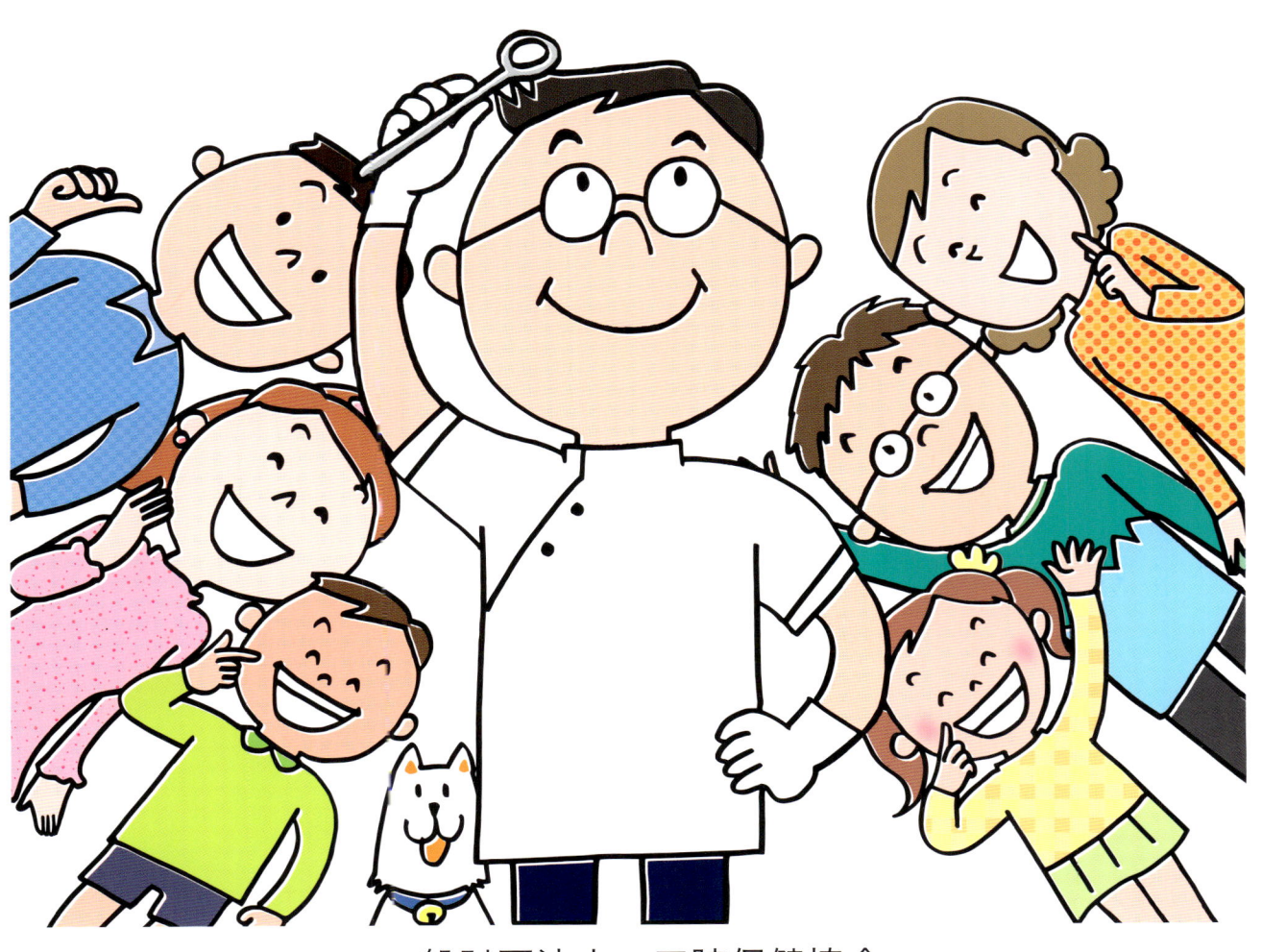

一般財団法人　口腔保健協会

01 はじめに

　矯正歯科とは、歯を動かしたりあごの成長発育をコントロールすることで、歯並びやかみ合わせを治す治療です。以前は治療を受ける患者さんの数も少なく、歯並びやかみ合わせが気にはなっているものの、いざ矯正歯科治療ということになるとなかなか踏み切れないという方も多くいらっしゃったと思います。しかしながら、近年では治療の効率化や装置の改良に伴って、より目立たない、より短期間の、より患者さんへの負担の少ない治療へと日々進化し続けています。また、矯正歯科治療を受けている患者さんの数も増えて、矯正装置をつけていることが特別なことではなくなってきました。

　その一方で、歯科医師であればだれでも「矯正歯科」を標榜できるようになり、またインターネットの発達に伴って矯正歯科についても大量の情報が発信される中で、矯正歯科治療の必要性や、何を基準にどんな歯科医院で治療を受ければよいのかを判断するのが難しい状況にもなっています。矯正歯科治療は期間も長くかかりますし、そのほとんどが保険の利かない自費の治療であるために、患者さんへの費用の負担も少なくありません。そんな中で、治療のプロセスや結果に満足できずに患者さんからの不満の声が寄せられることもあり、矯正歯科治療を行う立場としてはとても残念なことと感じています。そこで本書は、矯正歯科治療について一般の方々にもできるだけ分かりやすく説明することで、矯正歯科に関する正しい知識を持ってもらい、歯科医院選びから終了までスムースに矯正歯科治療が受けられる手助けとなることを目的として作られています。本書の内容をよく理解していただき、その上で矯正歯科治療の相談にいらっしゃることをお奨め致します。

　矯正歯科治療についてよく分からないために治療を思いとどまっている方や、判断の基準がないために歯科医院選びに困っている方の一助になれば幸いです。

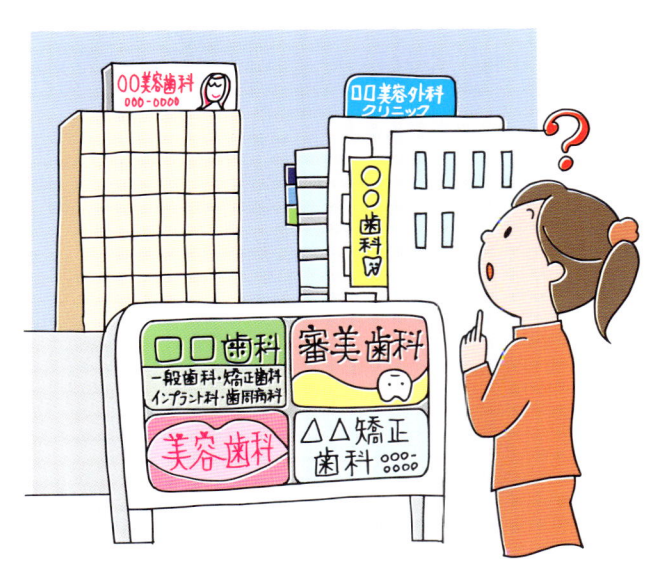

目　次

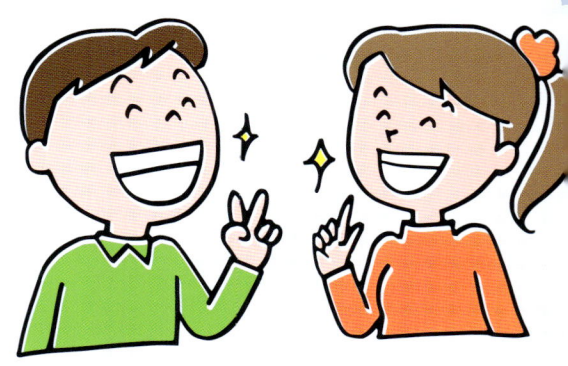

01	はじめに	3
02	矯正歯科治療の流れ（フローチャート）	6
03	かみ合わせが悪いとどうなるの？（歯並びとかみ合わせの話）	8
	1 歯並びやかみ合わせを悪いまま放置するリスク	
04	矯正歯科治療って何だろう？	9
	1 矯正歯科治療の「イメージ」と「実際」	
	2 歯並び、かみ合わせが気になったら……。	
05	矯正歯科治療を行う目的は？	10
	1 矯正歯科治療が目指すもの	
06	どんな状態の時に矯正歯科治療が必要？	11
	1 私のかみ合わせは（正常咬合と不正咬合）？	
	2 原因と予防	
	3 歯並びとかみ合わせに関係するいろいろな癖	
07	歯はなぜ動く？	16
	1 歯が動くしくみ	
08	矯正歯科治療の適齢期と治療期間について	17
	1 前期治療（第1期治療）	
	2 後期治療（第2期治療）	
	3 早期治療	
	4 緊急性の高い矯正歯科治療	
09	矯正歯科治療の費用について	19
	1 基本的には自費	
	2 健康保険が適用される不正咬合	
	3 医療費控除について	
	4 高額療養費制度について	
	5 骨格のずれが大きい場合（顎変形症のお話）	

10 矯正歯科治療の手順　21

- 1 矯正歯科治療の手順
- 2 初診
- 3 検査
- 4 診断
- 5 動的矯正治療
- 6 保定
- 7 終了

11 矯正装置のいろいろ（固定式装置）　24

- 1 マルチブラケット装置
- 2 リンガルアーチ
- 3 拡大装置（固定式）
- 4 加強固定のための固定式装置

12 矯正装置のいろいろ（可撤式装置）　26

- 1 床矯正装置
- 2 機能的矯正装置
- 3 ヘッドギア
- 4 チンキャップ／フェイシャルマスク
- 5 その他の可撤式装置

13 部分的な矯正歯科治療　30

- 1 限局矯正治療
- 2 補綴前矯正治療

14 矯正歯科治療が始まってからの注意　31

- 1 矯正歯科治療を受ける上での心得とは？

15 矯正歯科治療が終わったら　32

- 1 保定
- 2 後戻りやかみ合わせの変化について

16 Q&A　あなたの疑問にお答えします　33

Q1痛みについて／Q2歯みがきについて／Q3年齢の制限はありますか？／Q4歯並びやかみ合わせが悪いことが自然に治る場合はありますか？／Q5どこで矯正歯科治療を受けたらよいでしょうか？／Q6矯正歯科治療中に引っ越しなどで通院できなくなった場合は？／Q7スポーツをしても大丈夫ですか？／Q8楽器を吹いているのですが、矯正歯科治療を受けられますか？／Q9矯正歯科治療のために歯を抜くことがあると聞いたのですが…。／Q10矯正歯科治療に伴うリスクにはどんなものがありますか？／Q11矯正装置が壊れたり、とれたりした場合は？／Q12口元や顎の形が気になっているのですが、矯正歯科治療の対象ですか？／Q13学校の歯科健康診断で「不正咬合」「歯列不正」を指摘されたのですが…？／Q14歯がなかなか生えて来ないのですが、大丈夫でしょうか？／Q15食事の制約はありますか？

17 あとがき　42

02 矯正歯科治療の流れ

　矯正歯科治療は、図のような流れで進められます。初診（スタート）と終了（ゴール）はみなさん共通なのですが、症状や年齢に応じて、その道筋は様々です。いくつかのポイントを挙げておきます。

🟢 治療前
　矯正歯科治療の適齢期に早過ぎる場合は、適齢期まで経過観察を行います。

🟣 治療
　歯を動かす治療（動的矯正歯科治療）は、ⓐ乳歯と永久歯が入り交じった時期（混合歯列期）に行う前期治療（第1期治療）と、ⓑ永久歯全体を対象とした後期治療（第2期治療）の2つに大きく分けられます。また前期治療を行わず、ⓒ後期治療のみを行う場合もあります。
　ⓓ骨格のずれが大きい場合は、顎の手術が必要になることもあります（顎変形症）。この場合は、顎の成長が止まってから矯正歯科治療を開始することになります。

🔴 治療後
　動的矯正歯科治療が終わったあとは、歯の後戻りを防ぐために、一定期間の保定を行います。歯並び、かみ合わせが安定したことが確認できたら、矯正歯科治療が終了になります。

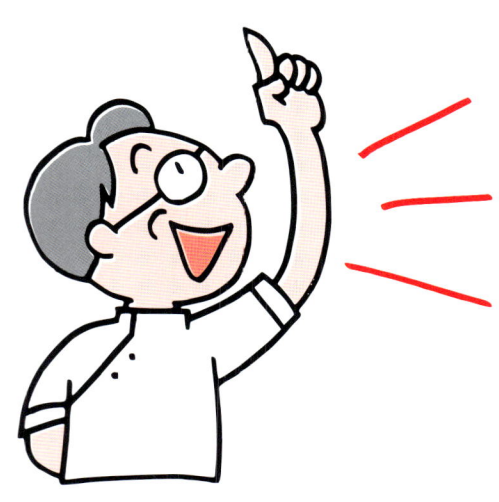

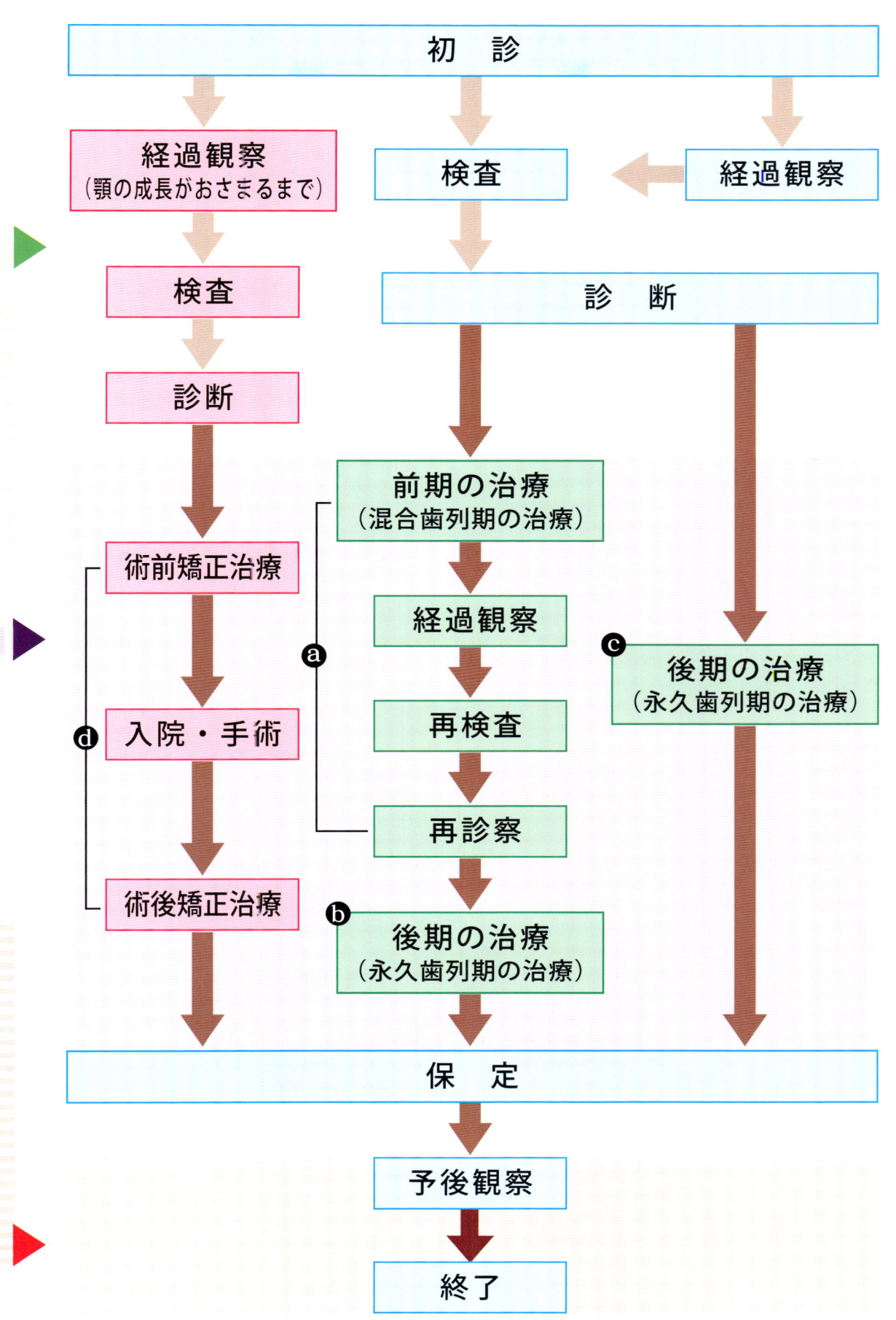

矯正歯科治療の流れ

03 かみ合わせが悪いとどうなるの？

1 歯並びやかみ合わせを悪いまま放置するリスク

悪い歯並びやかみ合わせを治さずに放っておくと、様々なリスクを背負います。
1) 見た目が悪く、相手に与える印象が悪くなります。
2) よく噛めないため、食事に時間がかかったり、胃腸に負担がかかったりすることがあります。
3) 歯みがきをしても汚れが落としにくく、むし歯や歯周病になりやすくなります。
4) 発音に影響が出てしまう場合もあります。
5) あごや顔の正常な成長が妨げられることがあります。
6) 放置することによって、歯がだめになったり怪我で脱落したりするリスクが高くなる場合もあります。

矯正歯科治療によってこれらが解消されます。
では矯正歯科治療についてもっと知って
いただきたいと思います。

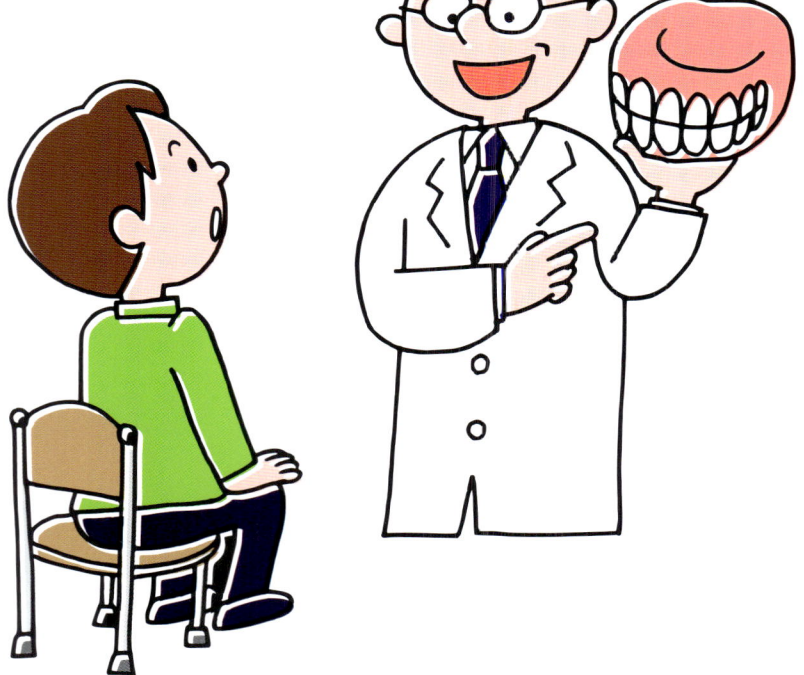

04 矯正歯科治療って何だろう？

1 矯正歯科治療の「イメージ」と「実際」

　凸凹や八重歯などで歯並びが悪いと、人に与える印象が悪くなる可能性がありますし、かみ合せが悪いことによっても、あごの成長発育に影響が出たり、食事に時間がかかったり固いものが噛めないなどの不具合が生じます。また極端な出っ歯や受け口によって口元のバランスが崩れていることや、あごの曲がりによる顔の非対称などが原因で生じる口元や顔のアンバランスも問題です。

　「矯正歯科治療」と聞くと、「ぎらぎらと目立つ装置」とか「歯の外側につけるワイヤー」といった装置に対するものや、「痛いもの」、「治療期間が長い」、「歯みがきが難しいためにむし歯になりやすそう」といった漠然としたイメージを持っている方は多いと思われますが、それは治療のある側面についての曖昧な印象であると思います。確かに、何か装置を付けているということは人からみて分かってしまうこともありますが、装置は以前に比べて大分目立ちにくくなっています。また医科も含めた他の治療に比べて治療期間が長いことは事実ですが、その中には装置を外している経過観察の時期があったり、動的治療後の保定期間が含まれていたりしますので、実際に歯を動かしている期間としてはそれ程長くはないことも多くあります。

2 歯並び、かみ合わせが気になったら……。

　一口に「不正咬合」や「歯列不正」といっても、症状はひとによって様々です。治療の適齢期や使用する装置、治療期間もそれぞれ異なります。歯並びやかみ合わせを治したいという気持ちの一方で、矯正歯科治療に関するいろいろな不安や心配事もあるかと思います。考えている間に治療の適齢期を逃してしまうことがないようにしなければなりません。またお年を召された方でも、歯や歯周組織の状態によっては矯正歯科治療が可能です。歯並びやかみ合わせが気になったら、歯科医院できちんと相談を受けることをお奨めします。

09

05 矯正歯科治療を行う目的は？

1 矯正歯科治療が目指すもの

矯正歯科治療は、形の上では以下の3つができるだけ良くなることを目指して行います。
1) 歯並びをきれいにします。
2) きちんと噛めるかみ合わせをつくります。
3) 整った口元、美しい笑顔をつくります。

その結果、
1) 自信をもって笑える様になります。
2) 固い食べ物もしっかり噛める様になります。
3) 相手によい印象を与えます。
4) お口のお手入れがしやすくなり、歯や歯ぐきの健康が維持しやすくなります。

美しい歯並び　　よい咬み合わせ　　整った口元

治療前　　治療前　　治療前
▼　　▼　　▼
治療後　　治療後　　治療後

どんな状態の時に矯正歯科治療が必要？

1 私のかみ合わせは（正常咬合と不正咬合）？

❶ 歯列の異常
　凸凹（乱ぐい、八重歯）
　すきっ歯（歯と歯の間のすき間）
　埋伏歯（生えていない歯があること）

❷ かみ合せの異常
■ 前後的なかみ合わせの異常
上顎前突（出っ歯）
　いわゆる出っ歯の状態です。出ている上の前歯をぶつけたりしやすくなります。指しゃぶりや口呼吸が関係していることも多く見受けられます。
下顎前突（受け口）
　前歯のかみ合せが上下で逆になっている状態（反対咬合）です。文字通り下あごが出ている場合と、上あごの成長が少なく後ろにある場合があります。
上下顎前突
　上あごと下あごの両方が前に出ている状態で、横顔では口元が前に突き出ています。

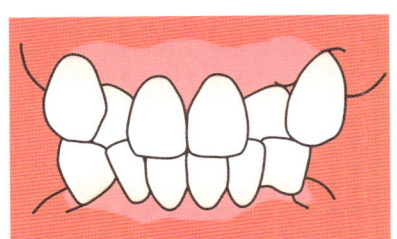
凸凹（乱ぐい、八重歯）

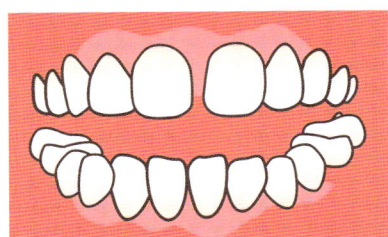
すきっ歯

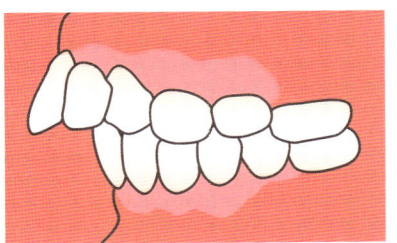
出っ歯

■ 垂直的なかみ合わせの異常

開咬

　上下の前歯が噛み合わない状態のことです。舌の位置や動かし方、唇を噛む癖などが関係していることが多いです。

過蓋咬合

　上下の前歯の重なりが大き過ぎる状態です。正常なかみ合わせでは上下の重なりは2〜3mmですが、これが6mmを超える様だと過蓋咬合となります。ひどい場合だと、下の前歯が上の前歯の内側（裏側）の歯ぐきを噛んでしまい、痛くなることがあります。

■ 左右的な不調和

顎偏位

　上あごや下あごが左右にずれている状態で、顔を正面から見た時に輪郭が非対称になります。歯並びの真ん中（正中といいます）が、上下で大きくずれている場合がほとんどです。

すれ違い咬合（鋏状咬合）

　上の奥歯に対して下の奥歯が内側にずれているため、噛み合わずにすれ違っている状態のことを言います。下の歯並びの横幅が狭いことが原因であることが多いです。

交叉咬合

　奥歯のかみ合せが逆である状態（反対咬合）のことを指します。上の歯列の横幅が狭いことでも生じますが、上の歯列が下の歯列に対して大きく後方にずれている場合（下顎前突）にも起こりやすくなります。

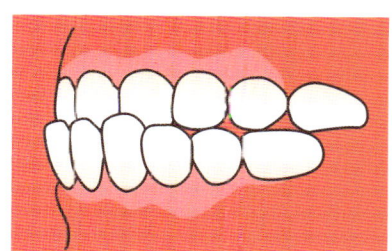
受け口

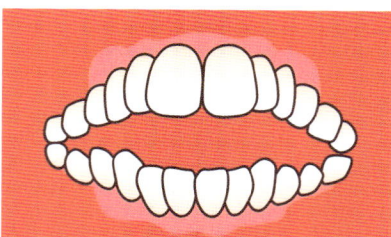
開咬（かいこう）

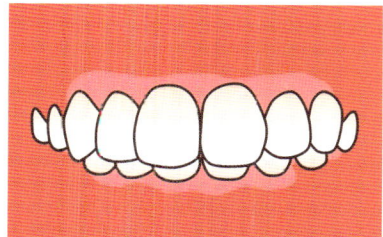
過蓋咬合（かがいこうごう）

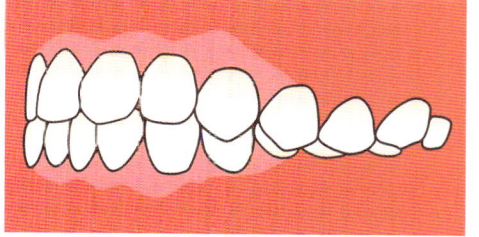
すれ違い咬合（鋏状咬合）

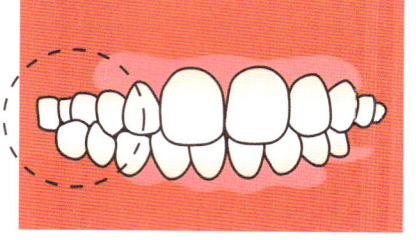
交叉咬合（こうさこうごう）

2 原因と予防

不正咬合の原因は、生まれる前の先天的要因と生まれてからの後天的要因の2つに大きく分けられます。

❶ 先天的（遺伝的）要因

顔が親子で似ているのは、骨格が似ていることが関係しています。ハプスブルグ家が代々受け口が多かったのは有名な話です。また歯の大きさや形、歯の数が少ない事（先天欠如）なども遺伝しやすいものです。

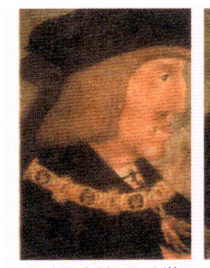 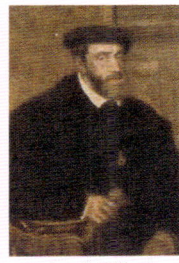 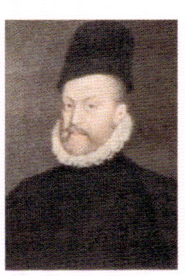 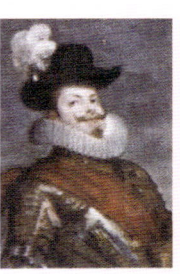 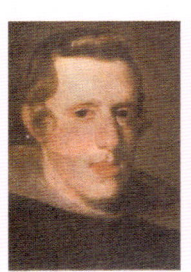 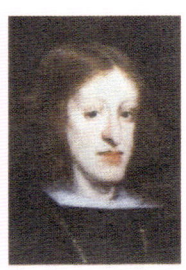

マクシミリアン1世　カール5世　フェリペ2世　フェリペ3世　フェリペ4世　カルロス2世

（大山紀美栄：ハプスブルグ家の顔．かお・カオ・顔 ―顔学へのご招待―（伊藤学而、島田和幸編）．あいり出版．京都．28～35．2007年）

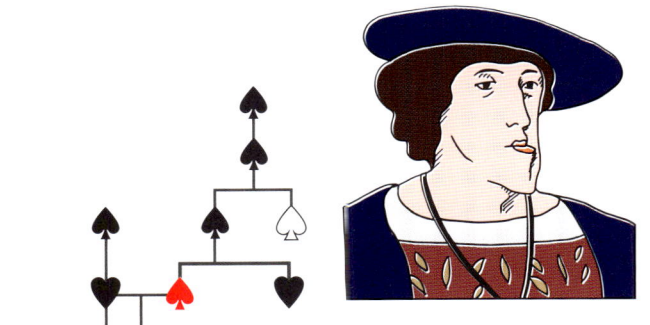

先天性（遺伝的）要因

カール5世（左）のハプスブルグ家では代々多くの下顎前突出者を出した（下）。♤は男♡は女で、黒く塗られたのが下顎前突出者である。
♠がカール5世
（藤田,1955による）

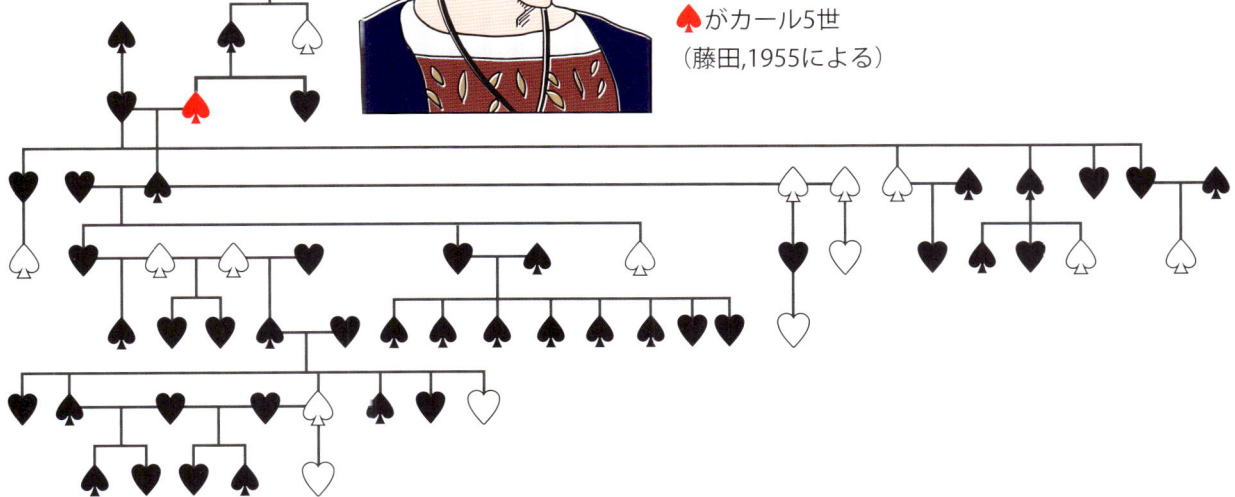

どんな状態の時に矯正歯科治療が必要？

② 後天的要因

不正咬合は、生まれてからの様々なことが原因で生じる可能性があります。

姿勢が悪いこと、正しく鼻で呼吸ができずに口を開けて呼吸をすること（口呼吸）、食べ方の癖、話す時の唇や舌の使い方、指しゃぶりや就寝中に何かものを噛む癖など様々ですが、日常生活の中で気をつけて改善することができるものもあります。また乳歯をむし歯などで早期に失うことなども、不正咬合の原因になります。

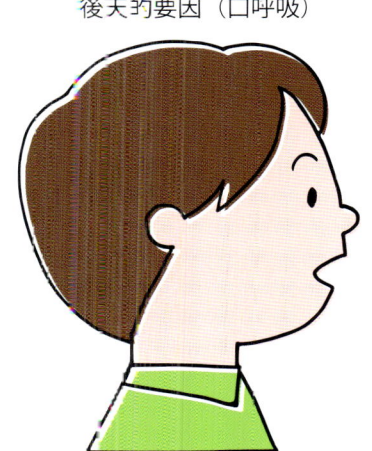

後天的要因（口呼吸）

3 歯並びとかみ合わせに関係するいろいろな癖

① 指しゃぶり

小さいうちは構いませんが、あまり遅くまで指しゃぶりが止められないと、出っ歯や開咬の原因となります。無理に止めさせようとすると、指しゃぶり以外の別の癖（おねしょなど）が出てしまうこともありますので、注意が必要です。何らかの装置を使用して、指しゃぶりが止められる様に治療を行うこともあります。

② 舌突出癖

上下の前歯の間に舌（べろ）を出してしまう癖のことです。会話をする時にこの癖があると、いわゆる「舌足らず」な発音になります。また発音に加えて、食べる時やものを飲み込む時の様な口を機能させる時ではなく、普段から舌突出癖が見られることもあります。

この癖が関係して、開咬などの不正咬合が生じることがあります。正しい舌の位置や使い方を覚えてもらう様な練習（筋機能療法）を行ったり、補助的に何らかの装置を使用する場合もあります。

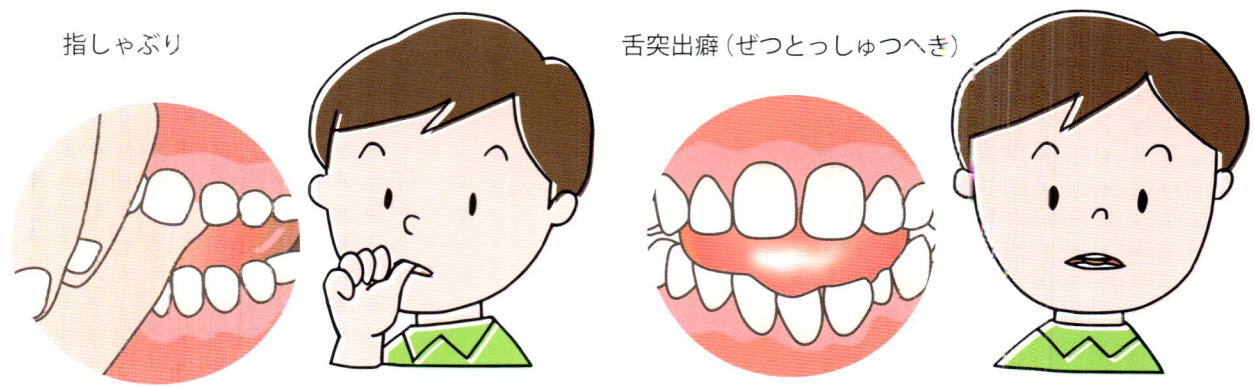

指しゃぶり　　　　　　　　　　　舌突出癖（ぜつとっしゅつへき）

❸ 筋機能療法

　舌や口唇に癖があると、特定の不正咬合を引き起こすことがあります。また矯正治療後の後戻りの原因になることもあります。例えば舌を前に出す癖（タング・スラスト）によって、前歯の開咬が引き起こされることがあります。また下口唇を上下の前歯の間で噛む癖があると、上の前歯が前方に突出したり下の前歯が内側を向いたりする原因になります。

　筋機能療法とは、このような舌や口唇の癖を取り除き、正しい位置や使い方を覚えてもらうために行う練習のことです。癖を取り除くのには時間がかかりますし根気が要りますので、簡単なものから段階的に進めて行きます。

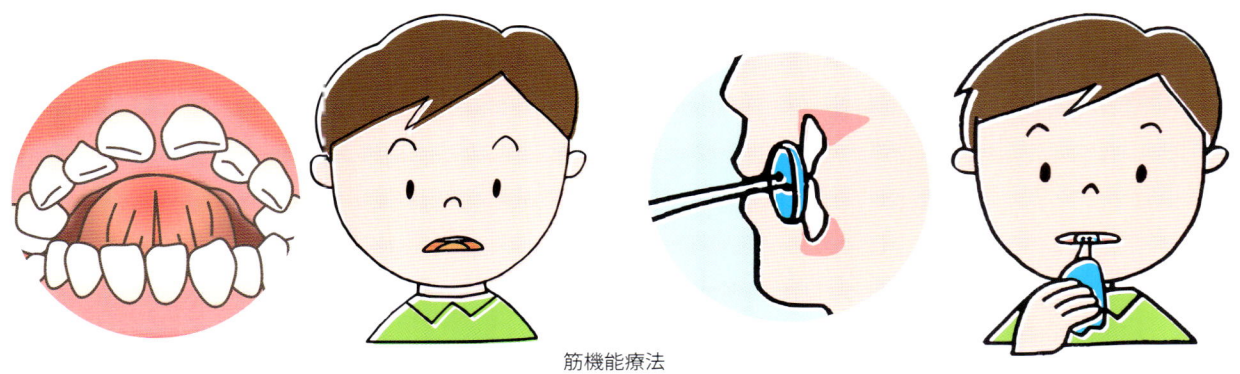

筋機能療法

❹ 口呼吸

　アレルギー性鼻炎や扁桃腺の肥大（アデノイド）によって鼻で呼吸をすることができずに口で呼吸をすると、開咬、出っ歯、受け口、叢生（凸凹）など様々な不正咬合が生じやすくなります。耳鼻科的な対応が必要な場合もあります。

❺ 姿勢や頬杖

　姿勢が左右に傾いていることや、猫背、頬杖、バイオリン等特定の方向からあごに何かを当てる様な習慣などがあると、あごの位置が前後左右にずれる場合があります。

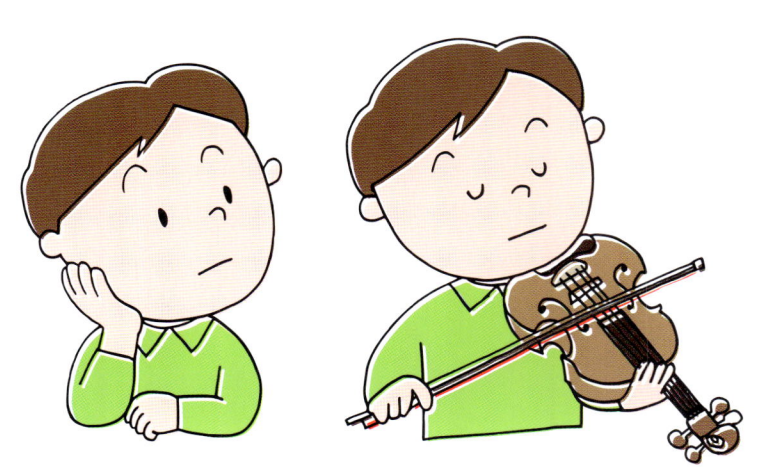

07 歯はなぜ動く？

1 歯が動くしくみ

歯に力をかけると、歯根の周りの骨（歯槽骨）には炎症が生じます。押された側（圧迫側）の歯槽骨表面は、炎症がきっかけとなって出て来た細胞によって吸収を受け、一方で引っ張られる側（牽引側）の歯槽骨表面には、新たな骨が造られます。これを少しずつ繰り返すことによって、歯はゆっくりと動いていくのです。

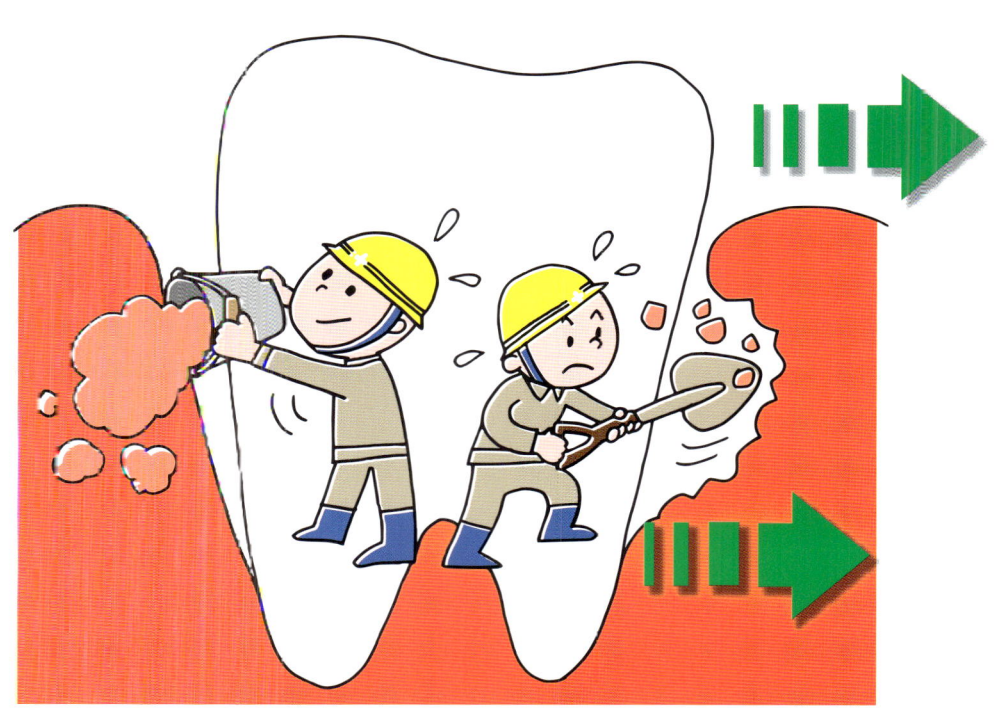

08 矯正歯科治療の適齢期と治療期間について

1 前期治療（第1期治療）

8歳～11歳頃、前歯と第一大臼歯が永久歯になった頃に行われます。狭い歯列やあごを拡大したり、出っ歯、受け口などの骨格的なずれを改善したり、歯の交換時期やあごの成長発育の旺盛な時期に治療を行います。期間の目安は1～2年となります。

2 後期治療（第2期治療）

永久歯列が完成してから（あるいは完成間近となった時期から）行われます。永久歯列全体の歯並びやかみ合わせを対象とした治療であり、第1期（前期）治療を受けた場合は第2期治療ということになります。期間の目安は2～3年となります。

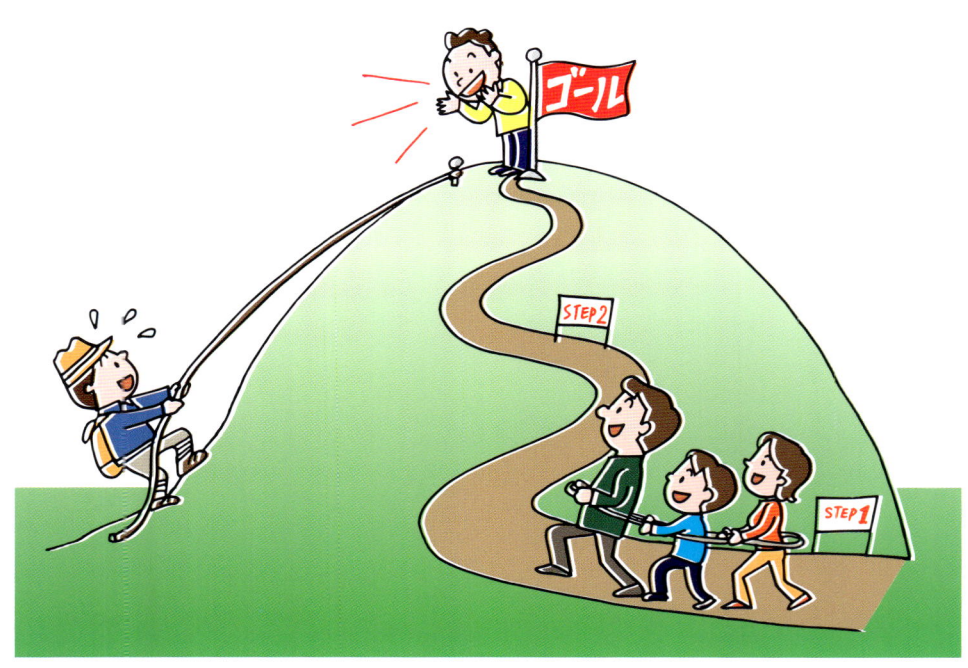

3 早期治療

前期治療の適齢期になる前に、多くの場合は受け口（反対咬合）を対象として乳歯列の時期から矯正治療を開始することがあります。この時期は、装置を作製するための歯型をとったりすることができないため、既製の装置を調整して治療を行うことになります。

4 緊急性の高い矯正歯科治療

放置すると歯が抜け落ちてしまう危険性があったり、時期をのがすと矯正治療が著しく困難になる場合は、早めに矯正歯科治療を開始します。

❶ 外傷性咬合
前歯の部分的な反対咬合に多く、一部の歯に負担がかかり過ぎることから、歯ぐきが下がったり（歯肉退縮）、歯を支える骨がやせてしまったり、歯が破折してしまうこともあります。

❷ 埋伏歯／萌出遅延／異所萌出
歯が生えて来ない（埋伏歯）、あるいは生えて来るのが著しく遅い（萌出遅延）場合は、外科的に歯を露出させ（開窓処置）、矯正歯科治療によってその歯を牽引することが必要になる場合があります。また著しくずれて生えて来た歯（異所萌出）でも、早めに対処することで、本来の位置まで動かせる可能性が高くなります。

このような治療は、歯の交換期にこそ行うべきものであり、放置することによって隣の歯をだめにする危険性もあります。歯科医院を早めに受診して、エックス線写真を撮ったり、きちんと診査してもらうことが必要です。

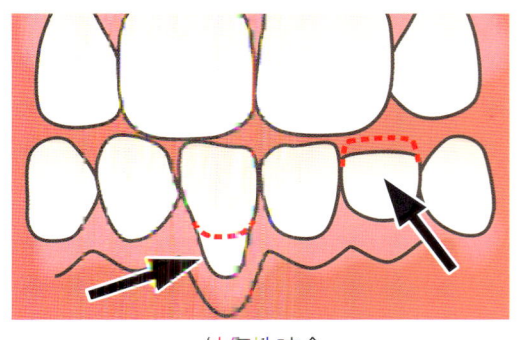

外傷性咬合

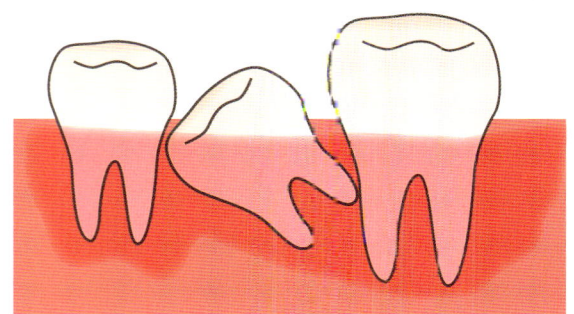

異所萌出

矯正歯科治療の費用について

1 基本的には自費

　矯正歯科治療は、健康保険が適用されないため、基本的には自費の治療となります。使用する装置の費用と毎回の処置料のすべてを総額で「治療費」としている歯科医院と、装置料と処置料を分けて料金の設定をしている歯科医院とがあります。それぞれの歯科医院によって料金の設定が異なりますが、おおまかな目安として、2期に分けた治療になった場合は第1期治療で20～30万円、第2期治療で30～50万円、2期に分けずに永久歯列全体の治療を行った場合で40～100万円程度となります。

2 健康保険が適用される不正咬合

　顎変形症（あごの手術と矯正歯科治療を組み合わせた治療が必要な患者さん）と、唇顎口蓋裂をはじめとした顎顔面領域に先天性の症状を伴う厚生労働大臣が特別に認めた47の疾患に対する矯正歯科治療ついては、健康保険が適用されます（平成26年4月現在）。なおこれらの疾患に対して健康保険を適用して矯正歯科治療を行うためには、その施設が一定の基準を満たしている必要があります。

3 医療費控除について

　1世帯当たり1年間に支払った医療費の総額から10万円を差し引いた額が所得税から控除されるというものです。お子さんの矯正歯科治療は全額その対象になりますが、成人については審美の改善のみを目的とした場合はその対象として認められません。必ずという訳ではありませんが、担当医から「咬合機能の改善を目的として矯正歯科治療を行っている」旨を書いた診断書を出してもらえると、成人の場合でも矯正治療費が医療費控除の対象として認められることがあります。

4 高額療養費制度について

　高額な医療費を支払った時に、払い戻しが受けられるという公的医療保険制度の一つです。医療費控除は自費診療、保険診療の両方が対象になりますが、高額療養費制度は保険診療のみが対象になります。具体的には、医療機関や薬局で支払った額が、暦月（月の初めから終わりまで）で一定額を超えた場合に、その超えた金額が支給されるという制度です。

5 骨格のずれが大きい場合（顎変形症のお話）

　骨格のずれが大きく、それが原因で不正咬合になっている場合は、顎の手術が必要になることがあります（顎変形症といいます）。受け口、出っ歯、開咬、顎の曲がり（顎偏位）など、様々な不正咬合がその対象になります。矯正歯科治療については矯正歯科医が、顎の位置を変える手術については口腔外科医が、それぞれ担当して、両者が連携して治療にあたります。

　不正咬合の原因である骨格のずれが根本的に治ることになりますので、かみ合わせはもちろん、顔の形（輪郭）や口元が大きく改善されます。また費用については、矯正歯科、口腔外科ともに一定の施設基準（顎口腔機能診断施設）を満たしている場合には、矯正歯科治療、顎の手術ともに健康保険の適用を受けることができます。

　なお、顎の位置を変える手術の後に、成長によって再びかみ合わせがずれてしまうということを避けるために、顎変形症の場合は顎の成長が止まってから矯正歯科治療を開始することになります（目安として16歳以降）。

Column 1

八重歯はかわいい？

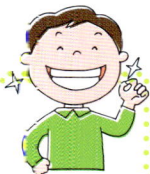

　私の診療室に矯正歯科の相談にいらっしゃる方の中で、稀に「八重歯は気に入っているのでそのままにして、他のところだけ治してください。」ということを希望される方がおります。「八重歯」も凸凹の一部ですので、矯正歯科医としては当然治療の対象と考えるのですが…。さらに、何ともない犬歯に人工的に八重歯をつける「付け八重歯」が売られていたり、また「八重歯ガール」などといって八重歯が可愛い芸能人がもてはやされたりする始末で、矯正歯科治療を行う立場としては困ってしまいます（笑）。

　価値観はひとそれぞれですが、「八重歯が可愛い」という概念は日本人だけのもので、欧米では「ドラキュラの歯」と言って忌み嫌われるものです。例えばオリンピックで金メダルをとった日本人選手の八重歯が国際映像で流れる度に、「この選手はなぜ悪い歯並びを治さないのか？」「日本の矯正歯科医はなぜこの選手に矯正歯科治療を勧めないのか？」と海外の矯正歯科医たちに不思議がられます。

　グローバル化が進む世の中で、歯並びについても世界基準を持ってもらいたいですね。

10 矯正歯科治療の手順

1 矯正歯科治療の手順

おおまかには、

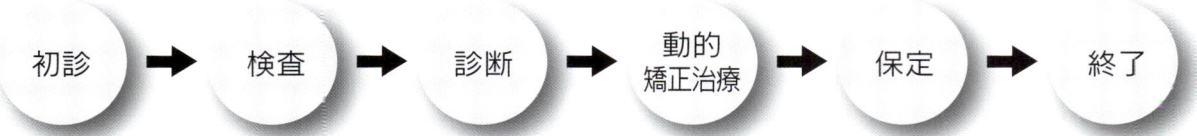

初診 → 検査 → 診断 → 動的矯正治療 → 保定 → 終了

という流れで進みます。

2 初診

　実際にお口の中や顔を拝見して、症状や治療の必要性、適齢期や治療期間、使用する装置、費用などについておおまかに説明します。また矯正歯科治療について患者さんや親御さんが抱いている不安や疑問についてお答えします。類似した症例の治療例や使用する可能性のある装置の実物を見てもらう事で、矯正歯科治療についてのイメージをつかんでもらいます。

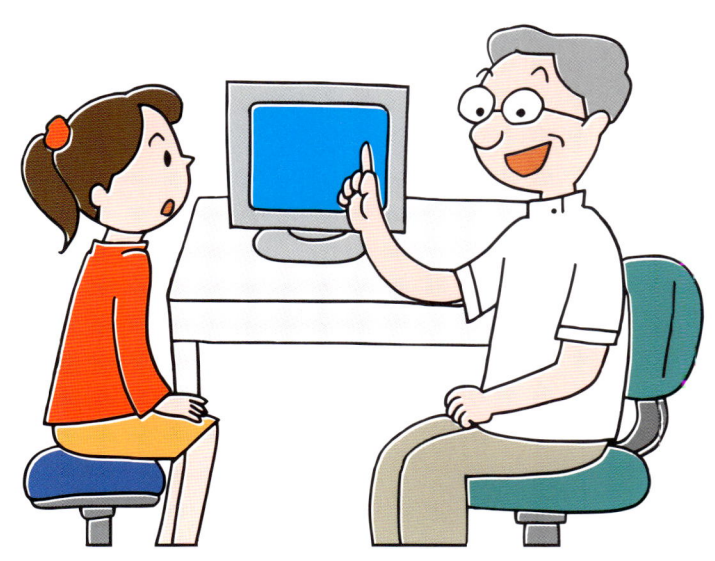

3 検査

　治療計画を立てるのに必要な資料を採取します。具体的には、印象（歯型をとること）、顔面／口腔内写真、エックス線写真などです。症状によっては数回に分けて検査を行うこともあります。また必要に応じて、あごの位置や動きをみたり、口を動かす筋肉の働きを調べたり、むし歯の出来やすさを調べたり（カリエスリスクテスト）といった検査を追加で行うこともあります。

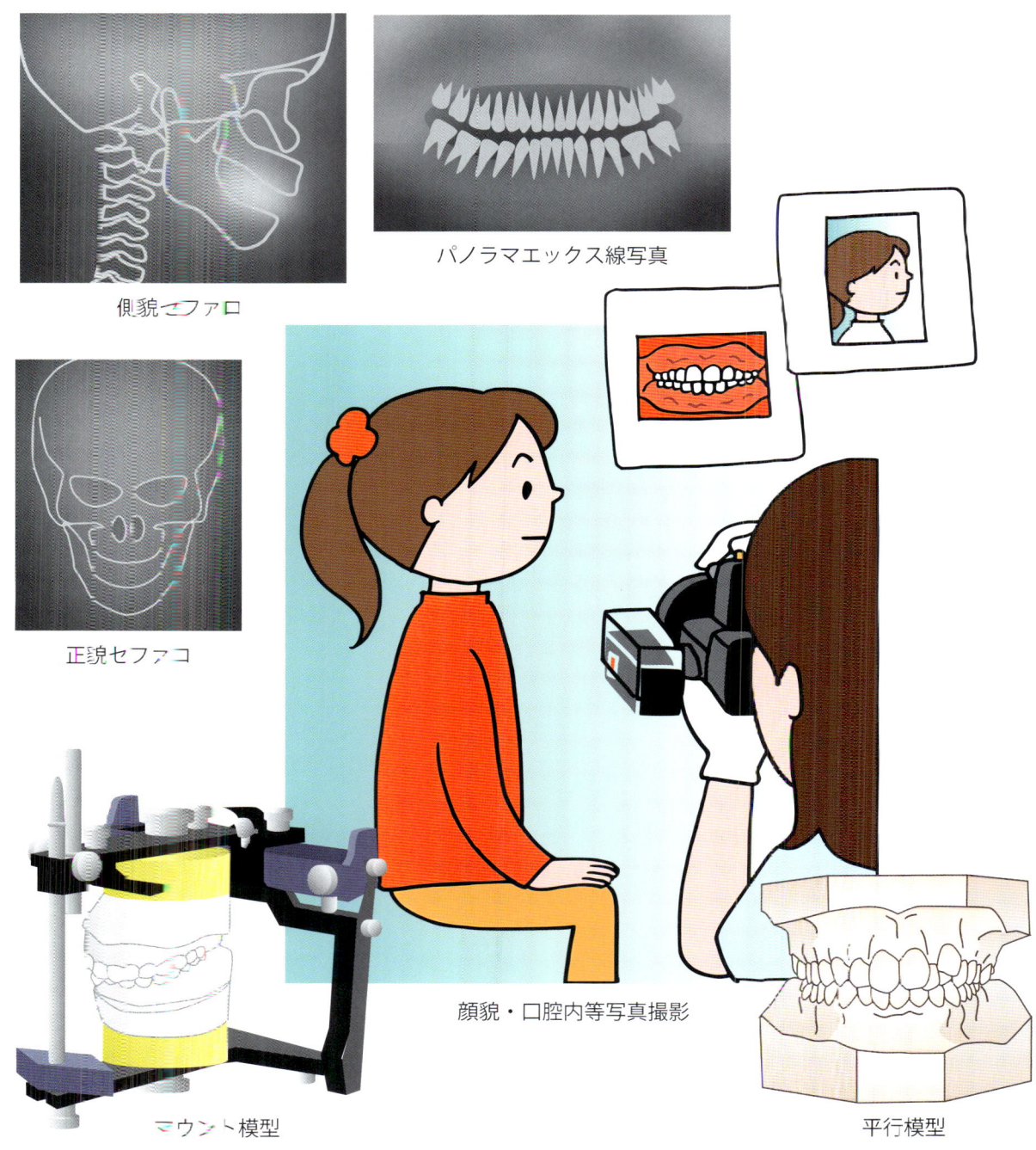

側貌セファロ

パノラマエックス線写真

正貌セファロ

マウント模型

顔貌・口腔内等写真撮影

平行模型

4 診断

　検査の結果をもとに、具体的な治療方針について説明します。
1）歯並びやかみ合わせの状態
2）どのような装置を使うのか
3）（必要な場合は）抜歯について
4）治療の開始時期や期間について
5）予想される治療結果について
6）治療費について
7）治療が始まってからの注意事項（患者さんや親御さんに協力をお願いすること）
8）矯正歯科治療に伴うリスクについて

5 動的矯正治療

　実際に装置をつけて歯を動かしたりあごの成長をコントロールしたりします。いくつかの段階に分けて治療を行うこともあります。使用する装置は、取り外しのできない固定式装置と取り外しのできる可撤式装置に分けられ、その種類も様々です。

6 保定

　動かした歯が元に戻らないように、何らかの方法でおさえながら経過観察を行います。

7 終了

　一定期間の保定を行った後、歯並びやかみ合わせが安定していることを確認して終了となります。

11 矯正装置のいろいろ（固定式装置）

1 マルチブラケット装置

　マルチブラケット装置は、矯正歯科治療の中で最も多く用いられる装置です。ブラケットという金具を一つひとつの歯に固定（多くの場合は接着）して、そのブラケットの間にアーチワイヤーという針金を通して、その弾力性を利用して歯を三次元的に動かします。ブラケットは、基本的には一度装着したら治療終了まで外しませんが、アーチワイヤーは治療の進行に合わせて交換していきます。この装置は形状がやや複雑で歯磨きがしにくくなりますので、矯正治療中にむし歯をつくらない様に、患者さん自身による歯磨きの協力が大切になります。

　以前は装置すべてが金属製でとても目立ちましたが、最近は歯と似た色調の目立ちにくいブラケットやアーチワイヤーが多く用いられるようになりました。またマルチブラケット装置が見えない様に、内側（舌側）からつける方法もあります（リンガルブラケット）。

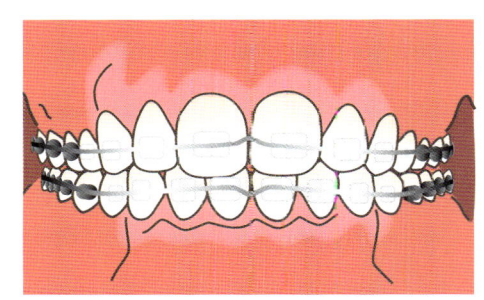

マルチブラケット装置

2 リンガルアーチ

　リンガルアーチは、埋伏歯の牽引のための土台（固定源）として、歯列の大きさを確保するため（保隙）、抜歯でマルチブラケット装置にて治療する場合の支えとして（加強固定）、その他様々な目的で使用される固定式の装置です。多くの場合、奥歯（臼歯）にバンド（帯環）を合着してそれを土台として装着しますが、ワイヤー（主線）が取り外しできるようにアタッチメントが付いているものと、アタッチメントが付いておらずバンドごと外す

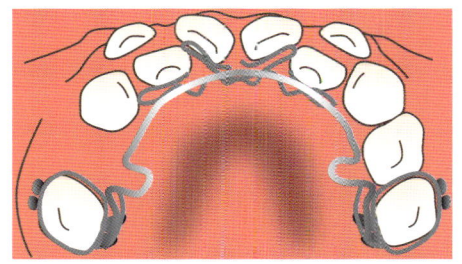

リンガルアーチ

タイプのものがあります。主線にバネとなる細いワイヤー（スプリング）を追加して、内側にずれている歯を外側に押し出したり、歯を前後的に動かしたりすることもあります。

3 拡大装置（固定式）

❶ 急速拡大装置

上あごの真ん中（正中部）にネジが組み込んである固定式の装置です。他の拡大装置とは異なり、上あご（骨）自体が側方へ拡大するという特長があります。また拡大は数週間で終了することがほとんどで、そのためこのような名前で呼ばれます。上あごの横幅が狭い場合や、前歯部反対咬合の治療に使われます。

❷ W型拡大装置（ポータータイプ、クウォッドヘリックス／バイヘリックス）

ネジではなく、ワイヤーの力で歯列を側方に拡大する固定式の装置で、ポータータイプ拡大装置とかクウォッドヘリックス／バイヘリックス（ヘリカル＝螺旋状の部分）とも呼ばれます。リンガルアーチと同様に、奥歯（臼歯）にバンド（帯環）を合着して、それを土台として装着します。ワイヤー（主線）が取り外しできるようにアタッチメントが付いているものと、アタッチメントが付いておらずバンドごと外すタイプのものがあります。

4 加強固定のための固定式装置

抜歯をして矯正歯科治療を行う場合、抜歯したスペースに対して奥歯が寄って来ない様に押さえておくための装置を使用することがあります。リンガルアーチの他に、ナンスのホールディングアーチ、トランスパラタルアーチなどがあります。

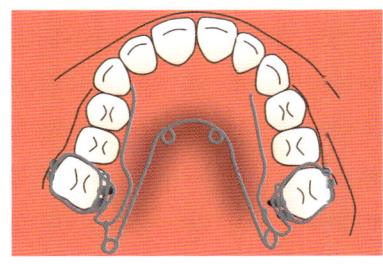
W型拡大装置

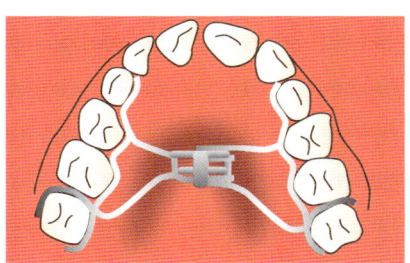
急速拡大装置

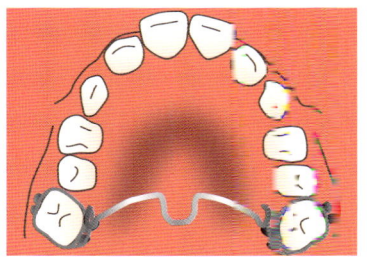
加強固定のための固定式装置
（トランスパラタルアーチ）

12 矯正装置のいろいろ（可撤式装置）

1 床矯正装置

　床矯正装置は、歯列を前後、左右に拡大するためのネジや、個々の歯を動かすためのバネなどが組み込まれた取り外しのできる装置です。装置の使用時間によって効果の出方が左右されますので、担当の先生が指示する使用時間を守って装着することが大切です。
　成長期である小学生の間に効果が得られやすく、ほとんどの場合、この時期に使われます。また個々の歯を三次元的にコントロールすることには適していないため、この装置だけで歯並びやかみ合わせがすべて整うとは限らないことには、注意が必要です。

2 機能的矯正装置

　機能的矯正装置とは、アクチバトール（FKO）、バイオネーター、ビムラーアダプター、フレンケル装置（ファンクションレギュレーター）など、形態は少しずつ違いますが、装置を付けた時にあごの位置を変えることによって成長をコントロールしたり、歯列を拡大したりする取り外しのできるタイプの装置です。
　装置の使用時間によって効果の出方が左右されますので、担当の先生が指示する使用時間を守って装着することが大切です。あごの成長を利用する装置ですので、ほとんどの場合、成長期にあたる中学生以下の子どもに使われます。

3 ヘッドギア

　ヘッドギアは、上あごの大臼歯に接着したバンド（帯環）の外側に、トンネルのような穴（チューブ）の開いたアタッチメントを装着し、そこにフェイスボウというワイヤーを挿入します。また頭に帽子状のキャップを被ってもらったり、あるいは首の後ろにゴムを回してもらったりすることによって、そこを支点としてフェイスボウを介して上の大臼歯に後ろ向きの力

を加える装置です。

　上あごの奥歯の後方への移動（遠心移動）、上あごの前方への成長の抑制などの効果が期待できるため、出っ歯（上顎前突）の患者さんに対して広く用いられます。また続いてマルチブラケット装置による治療を行う場合、上の奥歯が前方にずれてくることがない様に支える（加強固定）目的でも使用されます。

　他の可撤式の装置と同様に使用時間によって効果が左右されますが、フェイスボゥの一部やキャップなどが見えてしまうため、外出時に使用することが難しく使用時間が限られてしまうことがあります。このような場合、最近ではヘッドギアの代わりに歯科矯正用アンカースクリューが使用されることもあります。

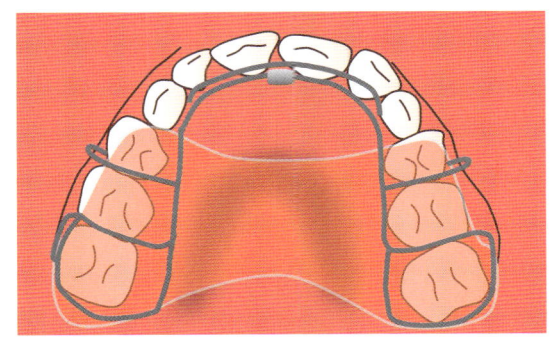

床矯正装置

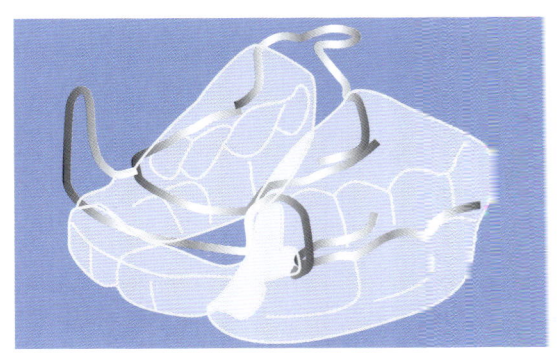

機能的矯正装置

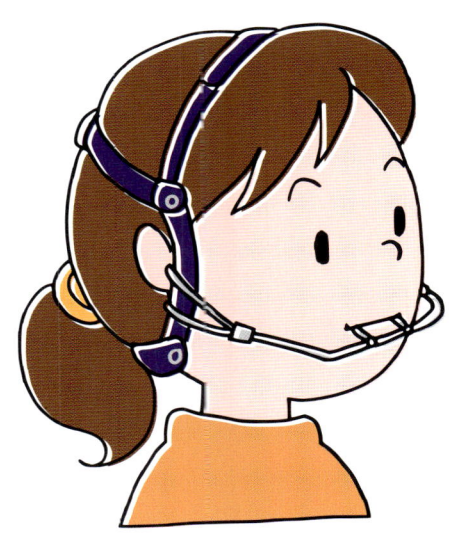

ヘッドギア（ヘッドキャップ）

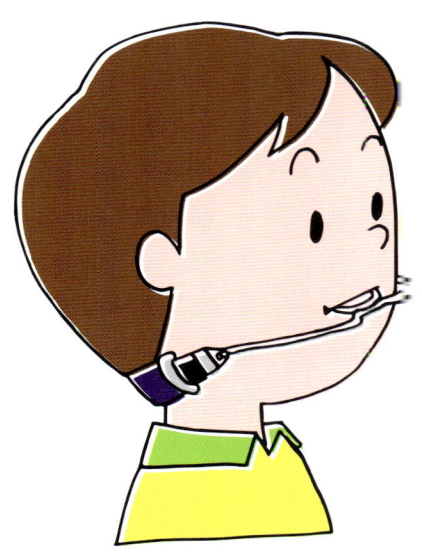

ヘッドギア（ネックバンド）

矯正装置のいろいろ（可撤式装置）

4 チンキャップ／フェイシャルマスク

　反対咬合の患者さんに対して、骨格を改善する目的で用いられる装置です。チンキャップは、頭に帽子状のキャップを被りこれとあご当てをゴムで繋ぐことで、頭を支点にして下あごの前方への成長を抑える効果があります。フェイシャルマスクはあご当てを使用するという点ではチンキャップと同じですが、頭ではなくおでことあごを支点として上あごを前方に成長させる効果があり、同時にあご当てによる下あごの前方への成長の抑制効果も期待できます。

　ともにあごの成長に対する効果をもたらす装置ですので、成長期（特に成長スパート前の小学生時）に用いられることがほとんどです。なおヘッドギア同様、口の外に装置の多くが露出する形ですので、外出時に使用することは難しく、主に就寝時に使用してもらいます。

5 その他の可撤式装置

❶ マウスピース型の矯正装置

　マウスピース型の矯正装置は、歯列模型上で仕上がりを想定して歯を並べて、それに合わせて薄い樹脂で作製されたマウスピースの形をした装置です。装着することによって装置がわずかに歪み、これが歯を動かす力になります。透明な装置ですので目立たないという点では優れていますが、この装置だけで矯正歯科治療が終了するとは限らないことには、注意が必要です。

　部分的な軽度の凸凹、歯間空隙の閉鎖、矯正歯科治療後の後戻りに対する再治療などに適している装置と言えます。

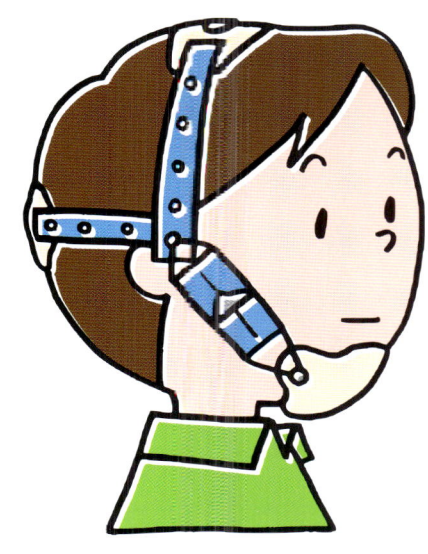

チンキャップ

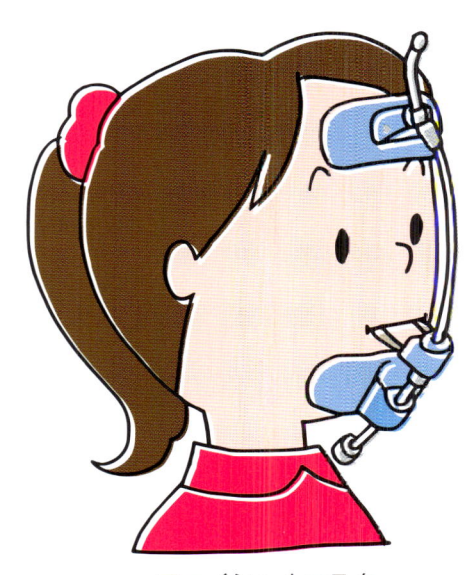

フェイシャルマスク

❷ ムーシールド

　ムーシールドは、主に乳歯列期の反対咬合に対して、口唇や舌の歯列に対する圧力を排除することによって治療を行う装置です。他の可撤式装置は歯型をとって用意した模型に合わせて作られますが、乳児ではうまく歯型をとることが難しいため、既製の装置を調整して使います。

　早期治療の考え方が元になっていますが、年齢が低いため装置を付けることに協力してもらえない場合は効果が期待できませんので、この点には注意が必要です。また反対咬合の程度が著しい場合や骨格的な問題が強い場合などは、適応ではありません。

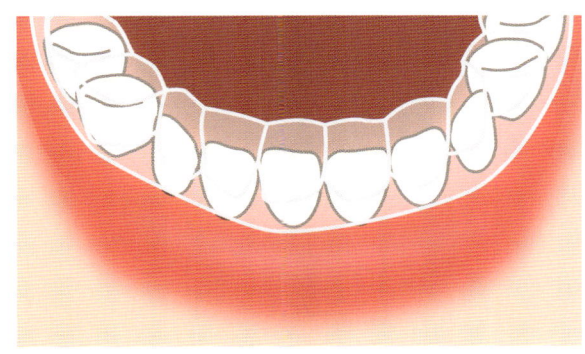

マウスピース型の矯正装置

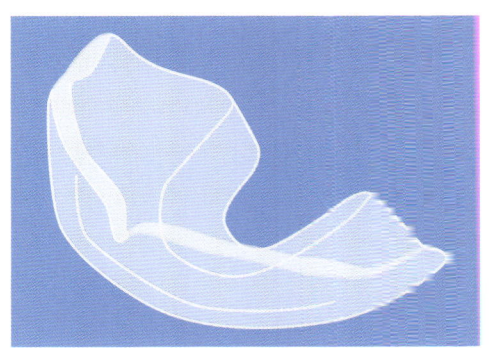

ムーシールド

Column 2

ブレーススマイルコンテスト

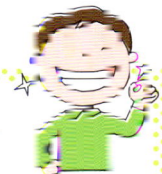

　「矯正装置が目立つのが嫌。」という方の気持ちもよく分かります。一方で矯正歯科治療を受けることが当たり前のアメリカなどでは、装置がついていることを積極的に楽しもう!」という患者さんも多くいらっしゃいます。例えば、マルチブラケット装置のアーチワイヤー(P.24参照)をとめるゴムは様々な色が選べるのですが、「クリスマスの季節には赤と緑の組合せ!」「阪神ファンだから黄色と黒!」という具合です。

　矯正歯科専門開業医の全国組織である「公益社団法人日本臨床矯正歯科医会」は、「矯正治療はきれいな歯並びと健康のためにやるもの。素敵な笑顔に向かって頑張ってるそんな矯正治療中の皆さんのスマイルを募集します。」というキャッチフレーズで、矯正装置が写っている患者さんの写真のコンテスト「ブレーススマイルコンテスト」を毎年行っています。矯正歯科治療に前向きに取り組んでいる患者さんを応援するこの活動を通じて、日本にも「矯正装置が目立つことは悪いものを治しているのだから当たり前、逆に悪い歯並びを治さずにいる方がよほど恥ずかしい。」という文化が根付くことを、心から願っています。

13 部分的な矯正歯科治療

1 限局矯正治療

限局矯正治療とは、1歯〜数歯の限られた範囲の歯だけを部分的に動かす矯正歯科治療のことです。

2 補綴前矯正治療

補綴前矯正治療とは、人工の歯を入れること（補綴）を前提として、その準備のために行う矯正歯科治療のことです。むし歯などで歯を失ったりすると、以前歯があったスペースに向かって隣の歯が傾いてしまいます。この傾いた歯を真っ直ぐに起こして、歯が抜けた部分に補綴を行うために行われることが多いです。

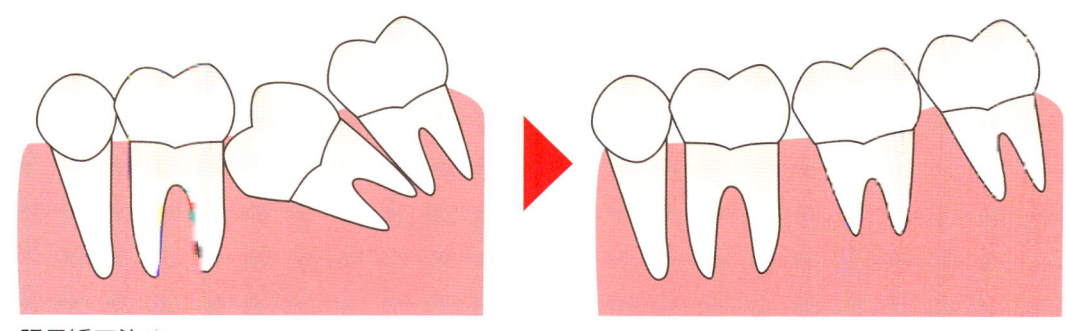

限局矯正治療

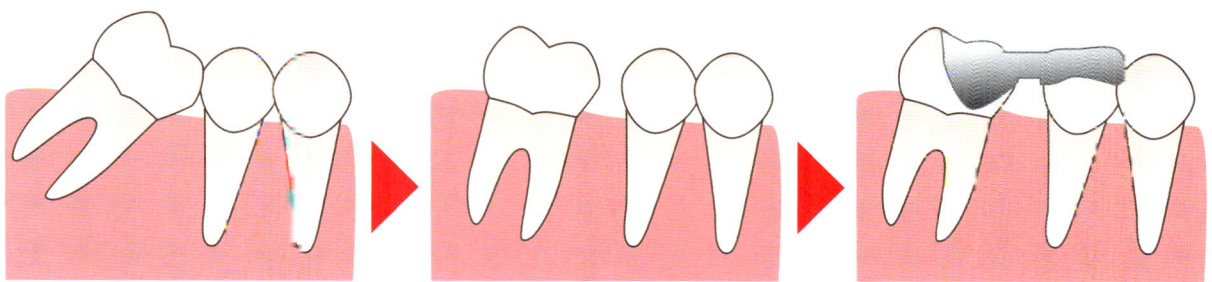

補綴前矯正治療

14 矯正歯科治療が始まってからの注意

1 矯正歯科治療を受ける上での心得とは？

　矯正歯科治療では、診療室の中で歯科医師が行う治療だけでなく、患者さんや親御さんによるいろいろな協力が必要となります。予定通りにきちんと矯正歯科治療を進めるためには、いくつかの大切な約束事があります。

1）適切な間隔で歯に力をかけることが大切ですから、指示された治療間隔で通院する必要があります。
2）むし歯をつくったり歯肉炎にならない様に、きちんと歯みがきを行う必要があります。
3）可撤式装置や顎間ゴムを使用している場合、指示された使用時間を守って装着する必要があります。
4）装置に何らかの違和感やトラブルを感じた場合は、なるべく早く担当医に連絡して対応してもらう必要があります。

Column 3

待つことも大切

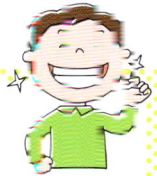

　矯正歯科治療の相談にいらっしゃる方、特にお子さんの治療を考えている親御さんに多く見受けられるのが「早く始めた方が治療結果がよい。」とか「治療が短期間で済む。」という考えです。はっきりと申し上げますがこれは全く誤った認識です。
　不正咬合は患者さんによって千差万別ですし、適切な治療方針、治療の適齢期も患者さん毎に異なるのは当たり前なのです。仮に本当の適齢期より前に矯正歯科治療を開始してしまうと、いたずらに治療期間が長くなることから、むし歯のリスクが上がったり、患者さんが矯正歯科治療を継続することに疲れてしまうというケースも心配されます。歯の交換の時期や顎の成長のタイミング、さらに遺伝的な要素などといった様々な要素を考慮しながら、矯正歯科医はその患者さんにとってベストと考えられる矯正歯科治療の開始時期を提案してくれるはずです。矯正歯科医の言葉を信じて、「治療の適齢期まで待つこと」はとても大切なことなのです。

15 矯正歯科治療が終わったら

1 保定

　動かした歯には、元の位置に戻ろうとする性質があります（後戻り）。特に動的矯正治療を終了して装置を外した直後にそれが起こりやすく、時間が経つにつれて徐々に後戻りしにくくなっていきます。そこで、歯を動かした後に何らかの方法で後戻りを防ぐことが大切であり、これを保定と呼びます。

　特に装置を使わずに経過をみる（自然保定）場合もありますが、多くの場合は装置を使って保定を行います（器械的保定）。保定装置には取り外しの出来る装置（可撤式保定装置）と取り外しの出来ない装置（固定式保定装置）とがあり、場合によっては両方を使うこともあります。

2 後戻りやかみ合わせの変化について

　矯正歯科治療を行った後の後戻りとは別に、歯は年齢とともに自然にわずかずつ動くという性質があり、程度の差はあれ、この変化は一生続くと言われています。また成長期に動的矯正治療を終了した場合には、その後のあごの成長によるかみ合わせの変化も注意してみていく必要があり、動的矯正治療が終わった後の定期的な経過観察はとても大切です。

　残念なことに後戻りや想定を超えるあごの成長が起こった結果、歯並びやかみ合わせに乱れが生じてしまった時は、患者さんが希望する場合は再治療を行うこともあります。

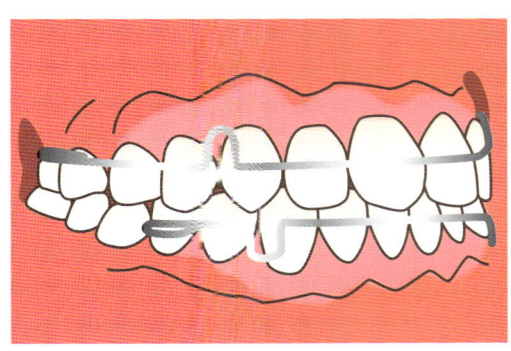

可撤式保定装置

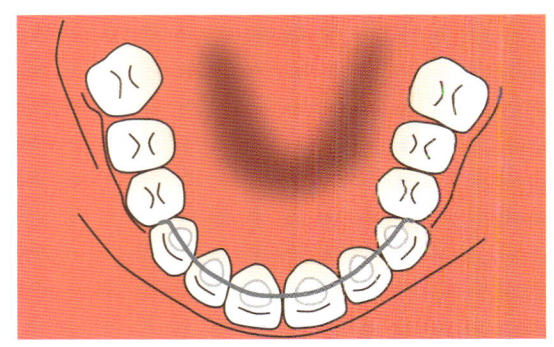

固定式保定装置

16 Q&Aあなたの疑問にお答えします

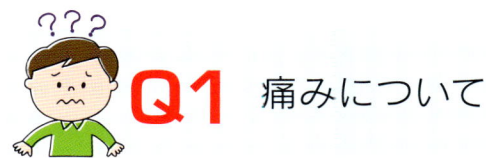 **Q1** 痛みについて

　矯正治療による痛みには2種類あります。一つは、矯正装置が唇に当たったり、ほっぺたにこすれたりすることによる痛みで、もう一つは、歯が動く時に歯のまわりの骨に炎症が起こることによって生じる痛みです。

　矯正装置による異物感については、1週間程度で慣れてきますが、気になる場合は装置を覆うようにして使用する材料（リリーフワックス）などをつけてもらって、装置が直接ほっぺたに当たらない様にすることもあります。またワイヤーの端が引っかかったり、装置が歯から外れたりして歯ぐきや粘膜を傷つけてしまうといったトラブルが発生することもあります。そのような場合は、なるべく早めに担当医に連絡をとって治してもらうことが必要です。

　もう一つの、歯が動く時の炎症による痛みですが、ほとんどの場合は、装置を装着したり治療を行ったりしてから数日で自然におさまります。痛みの程度は個人差が大きいのですが、固いものを強く噛んだ時に痛くなりやすいので、なるべく軟らかいものを優しく噛んでもらう様にして様子をみます。どうしても痛みが強い場合は、痛み止めのお薬を飲んでもらうこともあります。

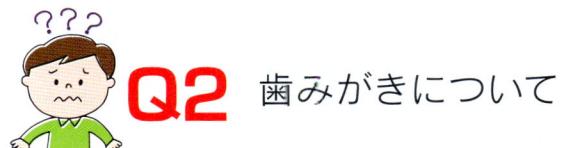

Q2 歯みがきについて

　固定式の矯正装置が装着されると、装置のまわりが磨きにくくなるため、そのままだとむし歯ができやすくなります。特にマルチブラケット装置は形が複雑で装置の範囲もすべての歯に及ぶため、むし歯や歯肉炎の予防のために患者さん自身による歯みがきの協力が必要になります。通常の歯ブラシに加えて、複雑な装置のまわりを磨くのに適した特別な歯ブラシや補助的な清掃用具を使ってもらったり、染め出し（歯の汚れが赤く染まる液状やジェル状の材料で歯を染めて、汚れを見やすくすること）を患者さん自身によるホームケアとして行ってもらったりします。

　一方、このような患者さん自身によるホームケアだけでは、矯正歯科治療中の患者さんのむし歯予防としては十分とは言えません。それを補うのが来院時に行われるプロフェッショナルケアです。PMTC（回転運動や往復運動する専用の器械を使った歯のクリーニング）、フッ化物塗布（フッ化物は歯の表面の再石灰化を進めて歯を強くする効果があります）、シーラント（歯の溝にできた脱灰＝ごく初期のむし歯に対する予防処置）などを、矯正歯科治療中に必要に応じて繰り返し行います。患者さん自身によるホームケアと来院時に行うプロフェッショナルケアの組み合わせよって、むし歯や歯肉炎を予防しながら健康なお口のままで矯正歯科治療を進めることができます。

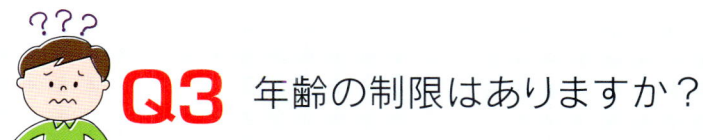

Q3 年齢の制限はありますか？

　特にありません。患者さんの歯、歯ぐき、歯を支える骨（歯槽骨）などの健康状態に問題がなければ、何歳でも矯正歯科治療を行うことが可能です。なお症状によっては、ある時期でないとうまく治せないとか、あごの成長が止まってからでないと開始できない、などの場合はあります。まずは歯科医師に相談してみることをお奨めします。

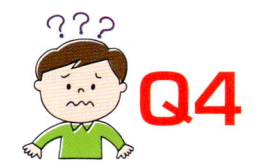

Q4 歯並びやかみ合わせが悪いことが自然に治る場合はありますか？

残念ながら、ほとんどの不正咬合は自然に治るということはありません。ただし、
1）乳歯の反対咬合の場合、永久歯への生え代わりによって自然に治ることがあります。
2）前歯のすきっ歯の場合、隣接する永久歯が生えてくることによって自然に閉じることがあります。
3）指しゃぶりや舌突出癖など、特定の癖が原因で生じている不正咬合については、その癖を止めることができれば自然に改善する可能性があります。
いずれにしても、歯科医師による正しい判断と経過観察が必要です。

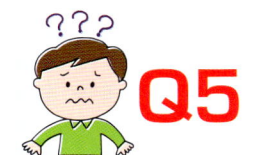

Q5 どこで矯正歯科治療を受けたらよいでしょうか？

「矯正歯科」は、歯科医師であればだれでも標榜できることになっていますので、患者さんからは病院選びが難しい状況だと思います。矯正歯科の学会や団体が認定する認定医や専門医といったものは、歯科医院選びの一つの指標になるかもしれませんが、実際に矯正歯科治療を受けた患者さんやその親御さんの評判などを参考にするのが、最良の方法と言えるでしょう。

なお、初診相談を受けたからといって、必ずしもその歯科医院で治療を行う必要はありません。初診／相談の時の説明の内容、先生やスタッフの応対、患者さんからの質問に対する答えなどに気になる点があれば、別の歯科医院で相談を受けてみるのもよいことだと思います。矯正歯科治療は期間も長くかかりますので、患者さんと先生との相性も大事なことです。要はきちんと納得した上で矯正歯科治療を受けていただくことが大切です。

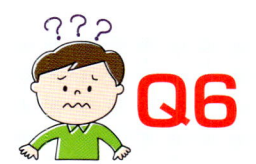

Q6 矯正歯科治療中に引っ越しなどで通院できなくなった場合は？

　矯正歯科治療は数年という長い期間を要する治療ですので、そのような状況も想定しておく必要があります。まず通院が難しくなった時点で、早めに担当医にそのことを伝えてください。担当医は、その時点での矯正歯科治療の進行度や装置料の支払い状況に合わせて、治療費の精算を行います。また、その後の矯正歯科治療を引き継いでくれる新たな担当医を探すことになります。

　いずれにしても、もし引っ越しなどの可能性がある場合は、初診／相談の段階でその旨を歯科医師に告げて、その場合にどのような対応をしてくれるのかを確認しておくことをお奨めします。

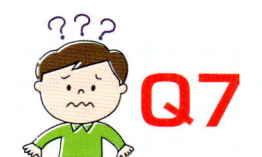

Q7 スポーツをしても大丈夫ですか？

　ほとんどのスポーツは問題ありません。矯正装置がお口の中に入っているから特に危ないということはなく、逆に矯正装置によって隣同士の歯がつながっていたおかげで、外傷の時などに歯の脱落が防げたという事例もあります。なおボクシングや空手といった格闘技や、サッカー、ラグビーなどの比較的激しいコンタクトスポーツをやっている患者さんには、矯正装置や歯を保護するための可撤式の装置（マウスガード）を用意して、練習や試合の時につけてもらうこともあります。極真カラテ、ラクロスなど、矯正装置がついているかどうかにかかわらず、マウスガードの装着が義務づけられているスポーツもあります。

　なお、矯正装置装着後の異物感や治療直後の痛みによって、スポーツのパフォーマンスが低下する可能性もあります。装置をいつ装着するか、どのタイミングで通院するか、練習や試合のスケジュールとよく相談する必要があります。

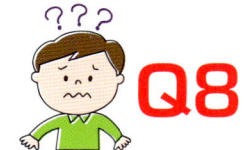

Q8 楽器を吹いているのですが、矯正歯科治療を受けられますか？

　吹いている楽器やご本人の吹き方によっても違いますが、基本的には楽器を吹いても大丈夫です。装置装着後の初期の頃は、矯正装置を装着する前に比べて音の出し方に少し調整が必要になったりしますし、矯正装置が唇やほっぺたに強く当たることによる痛みや異物感が生じやすくなりますが、徐々に慣れていきます。必要に応じて、装置とほっぺたが直接当たらない様に装置をカバーする材料（リリーフワックスなど）を使ってもらったり、可撤式のマウスピースを用意して楽器を吹く時だけ使用してもらったりすることもあります。

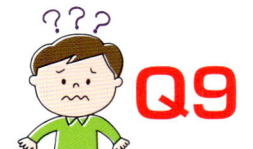

Q9 矯正歯科治療のために歯を抜くことがあると聞いたのですが…。

　歯が大き過ぎる場合や歯列が小さ過ぎる場合には、歯がきちんと並ぶためのスペースの不足が生じます。また歯が前に出過ぎて並んでいる場合には、前歯を後方に下げて突出した口元を改善するためのスペースが必要になります。さらに上下のかみ合わせのずれを、抜歯によって得られたスペースを使って補正することがあります。これらの場合には、必要に応じて抜歯を行いますし、逆に抜歯をせずに無理に矯正歯科治療を行うことによって、様々な問題が生じてしまうこともあります。

　矯正歯科治療のための抜歯の対象となるのは、小臼歯と呼ばれる前から数えて4番目か5番目の歯がほとんどです。もちろん、むし歯や大きな処置がなされている歯、寿命の短いことが予想される歯などをできるだけ優先的に抜歯して治療できないかと考えて、治療方針を決定します。

Q10 矯正歯科治療に伴うリスクにはどんなものがありますか？

矯正歯科治療に伴うリスクとしては、以下の3つが挙げられます。

1) 歯みがきをきちんとしないと、むし歯ができてしまう可能性がありますし、歯肉炎を引き起こすこともあります。

2) 矯正歯科治療によって歯を動かした時に、歯根の先が丸くなったり短くなったりするという反応（歯根吸収）が起こることがあります。過去に強くぶつけた経験のある前歯、また成人の方において発症の割合が高いとされていますが、まだその原因が特定されていないので予防の方法も確立されておらず、どの患者さんにも歯根吸収のリスクがあると言えます。

3) 矯正歯科治療で歯を動かすと、通常はその周囲の骨や歯ぐきも歯に合わせて形を変えていくのですが、歯ぐきが歯の動きについてこないことで歯ぐきが下がってしまうという状態（歯肉退縮）が生じることもあります。埋伏歯を牽引した場合などに起きやすく、成長期の子どもに比べて成人の患者さんの方がそのリスクは高くなります。また凸凹をそろえた時に、隣り合う歯と歯ぐきの間に歯肉退縮が生じて三角形の空隙（black triangle）ができてしまうことがあります。

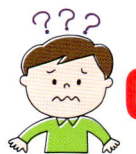

Q11 矯正装置が壊れたり、とれたりした場合は？

装置の不具合に気がついた時は、痛みや違和感がなくとも早めに担当医に連絡をしてください。トラブルを放置することによって歯に適切な力が加わらない状態が続くことになり、結果的に矯正治療の進み具合に遅れが出たり、時には歯が思わぬ動きをしてしまうことにもつながりかねません。

またその内容によっては、患者さん自身や親御さんが対処できる場合もありますので、まずは担当医に連絡して状況をよく伝える様にしましょう。

Q12 口元や顎の形が気になっているのですが、矯正歯科治療の対象ですか？

　口元（横顔における口唇やあごの形）は、その下にある前歯の位置や骨格によって決まります。例えば前歯が前方に並んでいる方はその分口元が前に突き出た状態になりますし、前歯が後方に並んでいる方は逆にお年寄りの様な寂しい口元になります。矯正歯科治療で前歯を適正な位置に並べることによって、その様な口元の改善が可能です。

　また正面から見た時の顔の輪郭の非対称（あごの曲がり）や、横顔におけるあごの位置の問題（あごが出ているとか逆にあごが下がっていることなど）は、成長期のお子さんにおいては、あごの成長を利用した矯正歯科治療を行うことによって改善が可能な場合もあります。一方で、あごの成長が終了した成人においてあごの位置のずれが著しい場合は、矯正歯科治療とあごの手術を組み合わせることによってそれを改善することができます（顎変形症→P.20参照）。

Column 4
歯科矯正用アンカースクリュー

　平成24年、矯正歯科治療に「歯科矯正用アンカースクリュー」を使用することについて厚生労働省から認可を受けました（また平成26年4月より、健康保険適用の矯正歯科治療においても使用可能となりました）。この歯科矯正用アンカースクリューとは、体に害のない短いネジを骨の中に一時的に埋め込むというものです。

　ある物体を動かそうとするとその支点が必要になる訳ですが、歯においても同様で、「動かしたい歯」と「支点として使いたい歯（動かしたくない歯）」が生じます。通常は「作用／反作用の法則」が働きますから、動かしたくない歯も多少は動いてしまいます。このことが理由となってこれまでは矯正歯科治療の限界もあったのですが、「歯科矯正用アンカースクリュー」を使用することによって、「動かしたくない歯」を確実に固定できる様になったために、矯正歯科治療の限界が広がったと言われています。例えば、「ヘッドギアが一定時間以上使えないために治療を諦めていた方」や、「顎変形症としてあごの手術をしないと治せないと言われたが、手術をためらっている方」などの一部で、歯科矯正用アンカースクリューを使うことによって矯正歯科治療が可能となってきているのです。

　しかしながら、歯科矯正用アンカースクリューも万能ではありません。適応症かどうかの判断と正しい診断に基づく正しい使用によってのみ、よい結果が得られることを理解してください。

Q13 学校の歯科健康診断で「不正咬合」「歯列不正」を指摘されたのですが…？

　学校の歯科健康診断においては、歯科医院で詳しく診てもらう必要があるかどうかをチェックしています。「不正咬合」や「歯列不正」も、むし歯や歯肉炎などと同様に不正の種類別に基準が定められていて、この基準を超えた症状の場合に「歯科医院受診のすすめ」といった治療勧告の書類が学校から渡されます。かかりつけの歯科医院があればその先生に相談するのもいいでしょうし、矯正歯科医院を直接受診しても構いません。「矯正歯科治療の流れ」（P.6参照）のところでも説明していますが、初診／相談を受けたからといって必ず治療を始めなければならないということはありません。「不正咬合」や「歯列不正」で「歯科医院受診のすすめ」を受け取った時は、一度歯科医院を受診して症状の説明を受けることをお奨めします。

■ワンポイント■

　実際に不正咬合であっても、現在の学校歯科健康診断の基準では「受診のすすめ」を出せないものもあります。学校から「受診のすすめ」を渡されなかったからといって、「不正咬合」や「歯列不正」がない訳ではないことは知っておいた方がよいでしょう。

Q14 歯がなかなか生えて来ないのですが、大丈夫でしょうか？

　乳歯が抜けたのにその後なかなか永久歯が生えて来ない、ということがありますが、その理由としては、
1) 永久歯の先天欠如（生えてくるはずの歯がない）
2) 萌出遅延（遅れてはいるが、そのままでも生えてくるもの）
3) 埋伏（待っていても歯が生えてこないこと）
といったことが考えられます。

1)については、矯正歯科治療によって先天欠如歯に隣り合う歯を寄せてその空隙を閉鎖してしまう方法と、空隙を補綴（人工の歯を入れること）によって閉鎖する方法が考えられます。どちらがよいかは一概には言えず、他の部位も含めたかみ合わせ全体から考えていきます。

2)については、特に治療を行わず、そのまま経過観察を行います。

3)については、まず埋伏の原因を考えて必要な処置を行うことになりますが、隣り合う歯が重なることによって歯が生えようとするのを邪魔していること（萌出スペースの不足）、歯が周囲の骨と癒着していること、などが原因となって埋伏が生じます。また特定の理由がなくても歯が著しく本来の位置や向きからずれてしまい、それが原因で埋伏することもあります。この場合は、埋伏歯が隣り合う歯の歯根を侵食してしまうことも少なくありません。いずれの場合でも、まずは歯科医院を受診して診査やエックス線写真を撮影する等の必要な検査を受けることが大切です。

■ワンポイント■

P．18の「緊急性の高い矯正歯科治療」でも触れている様に、時期を逸すると歯を失うなどの大きな問題が生じる可能性があります。歯が生えて来ないことが心配な場合は、8歳頃までにエックス線写真を撮影することをお奨めします。

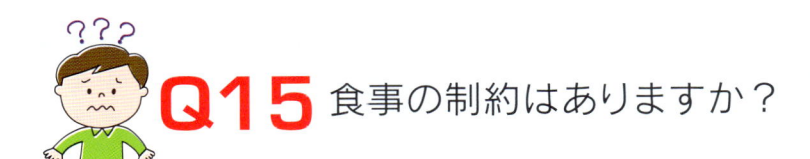

Q15 食事の制約はありますか？

　歯にくっつきやすいもの（キャラメルなど）や大きな塊状の固いもの（おせんべい、氷など）は、気をつけていただく必要がありますが、特に食べてはいけないものはありません。装置装着や処置の直後には痛みが出やすく、特に固いものを強く噛むことで痛みが強くなりますので、歯が痛い時はできるだけ軟らかいものを食べる様にします。

　なお固定式の矯正装置（特にマルチブラケット装置）がお口の中に入っている場合は、食べ物が装置の周りにからまりやすくなります。それを舌や唇で取り除きながら食べることになるため、食事に時間がかかる傾向があります。

17 あとがき

　本書を読んでいただき、矯正歯科治療についての知識を少し深めることができましたでしょうか？

　歯並びやかみ合わせが悪いこと、いわゆる不正咬合は、他の病気や疾患と違い、痛みや明らかな機能障害といった症状を伴うことがほとんどないために、何となく放置されがちで、矯正歯科治療を開始するに至らないということもあると思います。特に日本では「見た目よりも中身」という考え方が残念ながら根強く残っています。オリンピックのメダリストやトップアスリート、その他の有名人が、悪い歯並びやかみ合わせを治さずにそのままにしていることに対して、欧米をはじめとする諸外国からは「日本は経済大国なのに、なぜ矯正歯科治療を受けずにいる人が多いのか？」と疑問の声が聞かれます。

　また「矯正装置が目立つことがいやだ。」と考える方もいらっしゃることと思いますが、最近はより目立たない装置が開発されています。きれいな歯並びとよく噛めるかみ合わせ、そして美しい口元や素敵な笑顔が数年後に手に入ることを楽しみに、前向きに矯正歯科治療に取り組んでもらえればと思います。

著者略歴

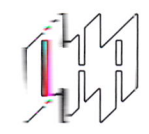

五十嵐　一吉

1965年6月17日生まれ

- 東京医科歯科大学歯学部卒業
- 同大学大学院（顎顔面矯正学）博士課程修了（歯学博士）
- いがらし矯正歯科クリニック院長
- 日本矯正歯科学会認定医、専門医

デザイン：吉田　一推
（有限会社ファーゼーアンドマザー）
イラスト：森本　睦美

歯医者に聞きたい　わかりやすい矯正歯科治療

2014年1月10日　第1版・第1刷発行
2014年4月10日　第1版・第2刷発行

著　　　五十嵐　一吉
発行　一般財団法人　口腔保健協会

〒170-0003　東京都豊島区駒込1-43-9
振替 00130-6-9297
Tel.03-3947-8301（代）　Fax 03-3947-8073
http://www.kokuhoken.or.jp/

印刷・製本／三報プロセス

乱丁、落丁の際はお取り替えいたします．
©Kazuyoshi Igarashi, 2014. Printed in Japan [検印廃止]
ISBN978-4-89605-299-2 C3047

本書の内容を無断で複写・複製・転写すると、著作権・出版権の侵害となる事がありますのでご注意ください。

JCOPY ＜（一社）出版者著作権管理機構　委託出版物＞
本書の無断複写は著作権法上での例外を除き禁じられています．複写される場合は、そのつど事前に、（一社）出版者著作権管理機構
（電話 03-3513-6969、FAX 03-3513-6979、e-mail: info@jcopy.or.jp）の許諾を得てください。

新刊と一緒に、「歯医者に聞きたいシリーズ」をぜひ！

歯医者に聞きたい 小児歯科の大切さ

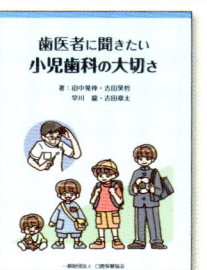

- 著：田中 晃伸
- 吉田 昊哲
- 早川 龍
- 吉田 章太

- A4判／フルカラー
- 48ページ
- 定価（本体2,800円＋税）
- 送料290円

ISBN 978-4-89605-286-2

歯医者に聞きたい フッ素の上手な使い方
お口の健康づくりをすすめるために

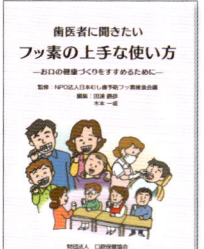

- 監修：NPO法人 日本むし歯予防フッ素推進会議
- 編集：田浦 勝彦
- 木本 一成

- A4判／オールカラー
- 44ページ
- 定価（本体2,800円＋税）
- 送料290円

ISBN978-4-89605-255-8

患者さんのための インプラント
インプラントの正しい知識

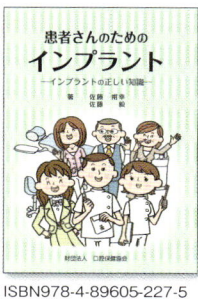

- 著：佐藤 甫幸（東京都大田区 開業）
- 佐藤 毅（埼玉医科大学病院歯科口腔外科）

- A4判／オールカラー
- 48ページ
- 定価（本体2,800円＋税）
- 送料290円

ISBN978-4-89605-227-5

エックス線はこわくない！
なぜ歯医者さんでエックス線写真を撮るの？

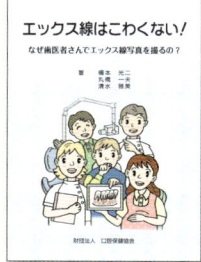

- 著：橋本 光二
- 丸橋 一夫
- 清水 雅美

- A4判／オールカラー
- 42ページ
- 定価（本体2,800円＋税）
- 送料290円

ISBN978-4-89605-233-6

患者さんのための 歯周病治療
歯周病を理解するために

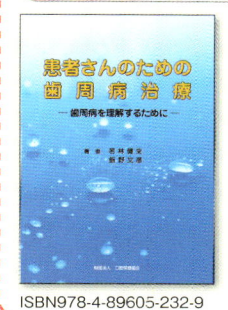

- 著：若林 健史（東京都渋谷区 開業）
- 飯野 文彦（東京都中野区 開業）

- A4判／オールカラー
- 48ページ
- 定価（本体2,800円＋税）
- 送料290円

ISBN978-4-89605-232-9

歯医者に聞きたい 歯の治療　大改訂
歯が痛み出したときに読む本

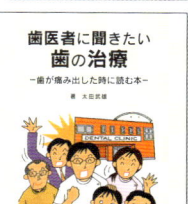

装いも新たに2014年夏ごろ発刊！

- 著：太田 武雄

- A4判／オールカラー
- 48ページ
- 定価（本体2,800円＋税）
- 送料290円

ISBN4-89605-205-6

一般財団法人 口腔保健協会

〒170-0003　東京都豊島区駒込1-43-9　駒込TSビル501　TEL 03-3947-8301　FAX 03-3947-3073　http://www.kokuhoken.or.jp/